G. CHÉNIER

LE
SERVICE VÉTÉRINAIRE
DANS LES ARMÉES DE L'EUROPE

DE L'AVANCEMENT

DES ATTRIBUTIONS DES VÉTÉRINAIRES

DANS LES COMMISSIONS D'ACHAT DE CHEVAUX POUR L'ARMÉE

UNE PAGE DE RÈGLEMENT

(Extrait de l'*Echo des Sociétés et Associations vétérinaires de France* — mai et juin 1882)

LYON — IMP. SCHNEIDER FRÈRES.

LE SERVICE VÉTÉRINAIRE

DANS LES ARMÉES DE L'EUROPE

III.

DE L'AVANCEMENT.

Après la question de recrutement, se présente celle de l'avancement. En raison de l'intérêt qu'elle offre, nous la traiterons avec quelque développement.

Rappelons d'abord que, dans l'armée allemande, l'avancement dépend beaucoup du numéro de classement obtenu par le vétérinaire au moment de l'examen de diplôme.

En Espagne, les promotions se font : un cinquième au choix et quatre cinquièmes à l'ancienneté.

En Italie, l'avancement a lieu à l'ancienneté pour le grade de lieutenant vétérinaire; un tiers au choix et deux tiers à l'ancienneté — *après examen préalable* — pour le grade de capitaine vétérinaire; moitié au choix et moitié à l'ancienneté, toujours après examen préalable, pour le grade de major vétérinaire. Quant au lieutenant-colonel vétérinaire, il est nommé au choix, sans examen.

En Belgique, l'avancement a pour base l'ancienneté; mais nul ne peut passer au grade supérieur sans avoir subi les épreuves d'un examen très sévère.

Il en était ainsi en Hollande avant 1870. Pour monter en grade, tous les vétérinaires devaient subir, avec succès, une nouvelle épreuve. Depuis cette époque, l'avancement est basé seulement sur l'ancienneté.

En Angleterre, pour passer du grade de vétérinaire commissionné à celui de vétérinaire de 1ʳᵉ classe, l'avancement a pour principe l'ancienneté. Mais le candidat doit subir un examen professionnel par lequel il doit montrer que non seulement il n'a pas perdu ses connaissances premières, mais encore qu'il s'est maintenu au courant des progrès de la science. Il n'est fait d'exception que pour les vétérinaires qui se sont distingués sur le champ de bataille.

La promotion au grade d'inspecteur se fait au choix et, généralement après examen. Les sujets notoirement connus par leur mérite exceptionnel sont seuls dispensés de l'examen.

Les vétérinaires principaux sont également nommés au choix, à l'exclusion absolue de l'ancienneté (1).

En France, le mode d'avancement est réglé différemment, selon les grades. Du grade d'aide à celui de vétérinaire en 2ᵉ, l'avancement se fait moitié à l'ancienneté, moitié au choix ; de vétérinaire en 2ᵉ à vétérinaire en 1ᵉʳ, un tiers à l'ancienneté et deux tiers au choix ; et exclusivement au choix pour les grades supérieurs. Examinons la valeur de ce système.

Et d'abord l'avancement par rang d'ancienneté, en l'absence de tout autre titre, est préjudiciable au bien du service. C'est une prime offerte à la médiocrité professionnelle et à l'indifférence en matière de service. À quoi bon, en effet, augmenter son savoir, faire du zèle, compromettre sa santé, risquer peut-être sa vie, si, en agissant tout différemment, on est sûr d'arriver, finalement, à peu près au même résultat.

Dans un autre ordre d'idées, l'ancienneté de grade n'implique pas forcément la capacité voulue pour exercer l'emploi du grade supérieur. On connaît, à cet égard, le mot du maréchal Bugeaud : « Le mulet du maréchal de Saxe avait fait la guerre pendant trente ans et était resté *mulet*. » Nous serions, quant à nous, volontiers porté à croire qu'il l'était un peu plus qu'auparavant !

Nous n'ignorons pas qu'en faisant une certaine part à l'ancienneté

---

(1) Aux renseignements que l'*Écho* a donnés déjà, relativement au traitement des vétérinaires militaires anglais (voir n° d'août 1881), nous pouvons ajouter les suivants : En cas de services exceptionnels, les vétérinaires reçoivent une pension spéciale (good service pension) de 50 livres sterlings (1,250 fr.) par an, qui s'ajoute à la pension ordinaire. Cette pension peut même être conférée pendant l'activité de service.

dans l'avancement, le législateur a eu pour but d'assurer aux officiers une garantie contre le caprice et l'arbitraire : qu'il a voulu rectifier, dans la mesure du possible, les... erreurs que pourraient commettre les commissions de classement. Mais nous croyons qu'en décidant ainsi il est allé à l'encontre du but qu'il s'était proposé d'atteindre et qu'il a plutôt aggravé que sauvegardé la situation des intéressés. L'ancienneté assurant, tôt ou tard, la possession du grade supérieur, les membres des commissions de classement peuvent se dire qu'après tout, s'ils viennent à commettre une injustice, cette injustice sera, à un moment donné, en partie réparée. Tandis que si l'avancement à l'ancienneté n'existait pas, ils hésiteraient certainement à rayer du choix des individus méritants, parce qu'alors ce serait les rayer définitivement de l'avancement et briser complètement leur carrière.

En somme, tout condamne l'avancement à l'ancienneté. Comme l'a dit le général Lewal, ce mode d'avancement est « la négation de toute nécessité de capacité, la suppression de toute émulation » (1). Nous ajouterons qu'il n'atténue pas les injustices, qu'il les aggrave plutôt, ou tout au moins qu'il les rend plus nombreuses. Il doit donc disparaître comme principe et ne doit plus entrer en ligne de compte que comme titre relatif. Passons à l'avancement au choix.

Tel qu'il est réglé actuellement, dans le corps des vétérinaires militaires, le choix est loin de donner des résultats en tous points satisfaisants. Comme dans tous les autres corps, la faveur et l'intrigue jouent, dans les décisions de la commission de classement, un rôle parfois plus important que le vrai mérite. Parfois aussi ces décisions semblent empreintes d'un véritable parti pris d'injustice envers certains sujets qui n'ont pas su plaire ou qui ont eu le... tort de déplaire.

En dehors même de ces causes, le choix peut être vicié. Quelles que soient la droiture et l'impartialité de ceux qui sont chargés de prononcer dans la question, ils sont forcément exposés à des erreurs d'appréciation, puisqu'ils n'ont que des données incomplètes sur l'instruction et la valeur professionnelle des candidats.

Le système d'avancement au choix en vigueur ne garantit même pas la capacité nécessaire pour le grade de chef de service et pour

---

(1) La *Réforme de l'Armée.*

celui de vétérinaire principal. Avec le mode actuel de recrutement des vétérinaires militaires, tous possèdent, certainement, au moment de leur admission dans l'armée, une bonne instruction professionnelle, Mais les choses ne restent pas en l'état. Il s'opère bien des changements pendant le cours d'une carrière de trente années : pendant que les uns perfectionnent leur instruction générale et technique, d'autres restent stationnaires, d'autres, même, perdent une partie de leur bagage scientifique.

Conclusions : Le mode d'avancement actuel est défectueux sur tous les points ; il doit être réformé. L'ancienneté doit disparaître comme *droit* à parvenir au grade supérieur. Le choix doit rester le principe fondamental de l'avancement ; mais il doit être réglé sur des bases nouvelles.

Maintenant, quelles doivent être ces bases ? Comment et par qui le choix sera-t-il exercé ? Questions complexes que celles-là et que nous n'avons pas la prétention de résoudre à nous seuls, mais au sujet desquelles nous croyons devoir exposer quelques idées.

Ce qui, à notre avis, devrait dominer dans l'avancement au choix, c'est l'examen d'aptitude, tel qu'il se pratique en Angleterre, en Belgique et en Italie ; c'est aussi le concours. C'est la certitude que le candidat est apte à remplir l'emploi pour lequel il est proposé ; c'est la certitude que, toutes choses égales, le sujet promu est plus capable que ceux à qui il a été préféré.

Mais, dira-t-on : Vous considérez donc comme sans valeur dans la question les titres militaires, les services rendus ? Nullement ; ils apparaîtront à leur moment ; ils auront aussi leur place comme éléments de choix. Nous demandons seulement qu'avant tout l'aptitude soit constatée, qu'une épreuve de capacité soit imposée à tout candidat au grade supérieur.

Cette épreuve de capacité nous la voudrions même pour le passage du grade d'aide à celui de vétérinaire en 2° ; et nous la voudrions surtout pour le principalat. Car le vétérinaire principal ne doit pas seulement exercer l'emploi de son grade au point de vue purement technique ; il est encore appelé à juger du mérite, de la valeur scientifique et de l'habileté manuelle de ceux qui sont ses inférieurs dans la hiérarchie professionnelle. Or, sous ce rapport, quelles garanties offre-t-il s'il n'a pas lui-même fait ses preuves ?

L'épreuve de capacité serait d'ailleurs un puissant moyen d'émulation. Elle obligerait tout le monde à travailler et à ce seul point de vue elle mériterait déjà d'être prise en considération.

C'est en nous inspirant de ces vues et du projet de loi de M. de Roys, sur l'avancement des officiers, que nous avons rédigé le programme suivant :

Art. 1er. — Nul vétérinaire ne peut être promu au grade supérieur s'il n'a subi avec succès les épreuves d'aptitude à ce grade.

Cette disposition est applicable à tous les grades.

Art. 2. — Tout vétérinaire qui est compris dans la première moitié de la liste d'ancienneté des vétérinaires de son grade, défalcation faite de ceux, plus anciens, qui ont échoué à l'examen d'aptitude, peut demander et est autorisé à subir l'examen d'aptitude.

Dans le cas où le nombre des sujets reconnus aptes au grade supérieur ne paraîtrait pas suffisant pour pourvoir aux vacances à prévoir dans l'année, le Ministre pourra étendre la catégorie de ceux qui sont de droit autorisés à subir les épreuves d'aptitude.

Art. 3. — La composition des commissions d'aptitude et la nature des épreuves sont déterminées par un règlement ministériel (1).

Chaque commission dresse une liste d'aptitude. Les listes sont transmises au ministère de la guerre où sont établis, par une commission spéciale, conformément aux prescriptions contenues dans l'art. 4, les tableaux d'avancement pour chaque grade.

Art. 4. — Les vétérinaires portés sur les listes d'aptitude sont de droit inscrits au tableau d'avancement. Cette inscription se fait un tiers à l'ancienneté et deux tiers au choix.

Le choix est basé sur les renseignements fournis par la commission d'aptitude, sur les notes d'inspection des vétérinaires principaux des ressorts, sur

---

(1) En ce qui concerne la composition des commissions, nous proposerons de la régler de la manière suivante :

1° *Pour la promotion aux grades de vétérinaire en 2e et de vétérinaire en 1er:*
Le vétérinaire principal du ressort, trois vétérinaires en 1er désignés par le ministre ;

2° *Pour la promotion au grade de vétérinaire principal de 2e classe :*
Le vétérinaire principal du ressort, un vétérinaire principal de 1re classe et un membre du corps enseignant ;

3° *Pour la promotion au grade de vétérinaire principal de 1re classe :*
Les vétérinaires principaux membres de la commission d'hygiène hippique, l'inspecteur général des écoles vétérinaires et un membre du corps enseignant.

les appréciations des chefs de corps, sur les services militaires proprement dits — campagnes, actions d'éclat (1) — et sur les titres scientifiques.

Art. 5. — Pour l'inscription au tableau d'avancement, il n'y a pas d'effet rétroactif ; c'est-à-dire que, quel que soit le rang d'ancienneté sur l'annuaire, un vétérinaire ne peut prendre rang qu'après ceux qui ont été inscrits au tableau précédent, à moins, toutefois, que par cas de force majeure il ait été dans l'impossibilité de prendre part au précédent concours.

Art. 6. — L'inscription sur l'annuaire a lieu dans l'ordre où se font les promotions, c'est-à-dire que chacun conserve le rang qu'il avait sur le tableau d'avancement.

Art. 7. — Le ministre de la guerre a le droit de nommer un vétérinaire au grade supérieur au choix, hors tour, à la condition toutefois qu'il figure sur la liste d'aptitude de son grade. Il a aussi le droit de le rayer du tableau d'avancement (2).

Art. 8. — Tout vétérinaire qui a accompli sa trentième année de service sans s'être présenté aux épreuves d'aptitude au grade supérieur ou qui a échoué à ces épreuves, est mis d'office à la retraite.

En proposant ce programme nous n'avons pas la prétention qu'il réalise la perfection dans la question. Mais nous avons la conviction que son adoption donnerait, sous tous les rapports, des résultats bien supérieurs à ceux qu'on obtient par le mode actuel d'avancement.

IV.

DES ATTRIBUTIONS DES VÉTÉRINAIRES DANS LES COMMISSIONS D'ACHAT DE CHEVAUX POUR L'ARMÉE.

Quel que soit le système de remonte en vigueur, que les achats soient effectués par des commissions indépendantes ou par des commissions régimentaires, l'élément vétérinaire fait partie effective de ces commissions dans la plupart des armées ; et même dans quelques-unes il exerce une influence prépondérante.

---

(1) Il serait peut-être préférable de reconnaître les services purement *militaires* par une nomination ou une promotion dans l'ordre de la Légion d'honneur.

(2) L'objet de cette dernière disposition serait d'empêcher l'inscription au tableau d'avancement des sujets ayant de mauvaises notes de service.

C'est ainsi qu'en Belgique, où chaque régiment doit pourvoir à sa remonte et où les commissions sont composées du colonel, du capitaine instructeur et du vétérinaire chef de service, l'opinion de ce dernier est très généralement acceptée par les deux autres membres de la commission. En tout cas, ceux-ci n'accepteraient pas un cheval au sujet duquel un avis défavorable aurait été émis par le vétérinaire.

Les choses se passent à peu près ainsi en Autriche, où l'appréciation des vétérinaires qui font partie des trois commissions permanentes de remonte est tenue en très grande considération.

Pour abréger, disons qu'en Angleterre, en Hollande, en Roumanie, en Italie, etc., les vétérinaires ont voix délibérative dans les commissions de remonte.

En Allemagne même, malgré l'infériorité de la position hiérarchique des vétérinaires militaires, les chefs de corps ou de remonte tiennent en grande estime leur opinion.

En Russie, les vétérinaires n'ont que voix consultative dans les opérations d'achat. Cette particularité tient au système particulier de remonte de la cavalerie de ce pays.

En France, les commissions de remonte ne sont assistées d'un vétérinaire que lorsqu'elles opèrent au dépôt. Encore son rôle se borne-t-il, le plus souvent, à donner les signalements des chevaux achetés.

Il est réellement étrange que le vétérinaire, c'est-à-dire l'homme qui dans un établissement de remonte offre les plus sérieuses garanties de compétence, soit précisément celui qui n'est pas appelé à donner son avis lorsqu'il s'agit d'apprécier les qualités intrinsèques, l'aptitude et la valeur marchande des animaux présentés.

Et il y a ceci de curieux dans la question, c'est que l'exclusion de l'élément vétérinaire dans les commissions d'achat — où il avait été introduit en 1853 par le maréchal Saint-Arnaud — date de 1860, c'est à-dire de l'époque où l'administration de la guerre reconnaissait officiellement l'instruction, la valeur professionnelle et l'honorabilité des vétérinaires par une augmentation de traitement et une élévation dans la hiérarchie militaire (1).

---

(1) Sans doute, il y avait eu quelques compromissions parmi les vétérinaires attachés aux dépôts de remonte, mais elles avaient été plus rares que parmi les officiers acheteurs.

Si maintenant nous voulons savoir quelles ont été les conséquences de cette exclusion et quels sont ses effets au point de vue de la qualité des achats, il nous faut suivre, pendant quelque temps, les chevaux achetés par les remontes. Nous verrons que pendant la période de 1872 à 1877 inclus, on a réformé :

82 chevaux de.	4 ans.
285 —	5 —
919 —	6 —
1524 —	7 —

soit, pour une période de sept années seulement, un total de **2,810** chevaux, ayant moins de quatre ans de présence au corps.

La multiplicité des réformes, portant sur de jeunes chevaux, est la preuve évidente que, dans les achats effectués par l'administration des remontes, le nombre des mauvais choix est considérable.

Et la déduction qui ressort de cette statistique acquiert une importance bien plus considérable encore, si l'on tient compte de ce fait que les généraux inspecteurs n'acceptent que très difficilement les propositions de réforme qui se rapportent à des chevaux encore jeunes.

Le général de Gallifet, dont on ne récusera pas la compétence en pareille matière, en convenait récemment : « Les remontes de la « cavalerie française, disait-il, laissent grandement à désirer (1). »

Il y a bien longtemps, d'ailleurs, qu'il est reconnu que la cavalerie française est une des moins bien montées de celles de l'Europe. Le seul moment où les achats de chevaux n'aient pas donné lieu à des critiques est précisément la période de 1853 à 1860, où chaque commission était assistée d'un vétérinaire, ayant voix délibérative, et où les éleveurs seuls — à l'exclusion des marchands — pouvaient traiter avec l'administration des remontes.

En dehors de la participation de l'élément vétérinaire, il serait d'ailleurs surprenant que les opérations d'achats donnassent des résultats satisfaisants. L'étude du cheval ne tient, avec raison, qu'une place très secondaire dans l'éducation militaire des officiers de cavalerie. Sans doute, il en est, parmi ceux qui sont détachés dans le service de la remonte, qui, avec le temps, finissent par acquérir de l'expé-

---

(1) Conférences de Tours.

rience: mais, c'est précisément au moment où ils possèdent cette expérience qu'ils doivent rentrer à leur corps. Au surplus, il est des circonstances où les vétérinaires seuls peuvent juger sainement.

En somme, par suite du roulement qui est établi dans le service des remontes, et surtout par suite de l'exclusion de l'élément vétérinaire dans les commissions d'achat, ce service ne peut donner et ne donne effectivement que des résultats peu satisfaisants, préjudiciables en tous cas à la qualité de l'effectif des chevaux de l'armée.

Il est question de constituer le personnel des remontes en corps spécial. Ce serait là, assurément, une excellente réforme. Mais il ne faut pas perdre de vue que la garantie offerte par les commissions d'achats ne sera suffisante qu'autant que l'élément vétérinaire y sera représenté et qu'on lui octroiera des attributions lui permettant d'intervenir avec l'autorité que doivent lui assurer ses connaissances spéciales.

V.

UNE PAGE DU RÈGLEMENT.

Il nous a paru intéressant de rechercher si, dans les armées étrangères, les vétérinaires militaires pouvaient traiter des questions scientifiques et professionnelles sans autorisation préalable du ministère de la guerre; si, en d'autres termes, l'article 45 du règlement sur le service vétérinaire de l'armée française (1) avait son équivalent dans les règlements militaires des autres nations européennes.

Tous les renseignements qui nous sont parvenus à cet égard

---

(1) Cet article est ainsi conçu : « Les vétérinaires militaires doivent s'abstenir, à l'occasion des travaux qu'ils croient devoir publier dans un intérêt purement scientifique, de tout ce qui est étranger à l'art de guérir.

« Les observations qu'ils ont recueillies sur des faits appartenant au service qui leur est confié, dans les corps de troupes à cheval et les établissements militaires, ne doivent recevoir de publication qu'après avoir été soumis à l'examen de la commission d'hygiène hippique et après qu'ils auront obtenu l'autorisation du ministre, à qui les mémoires doivent toujours être adressés par la voie hiérarchique.

« Comme à tous ceux qui font partie de l'armée, il est défendu aux vétérinaires de publier des brochures et d'écrire dans les journaux. »

peuvent se résumer ainsi : *Les vétérinaires militaires, comme, d'ailleurs, tous les officiers, ont toute liberté pour traiter n'importe quelle question, à la condition de ne pas attaquer les institutions politiques du pays, de ne pas faire preuve de mauvaise foi dans l'appréciation des actes de l'administration de la guerre, et de ne pas divulguer des renseignements pouvant compromettre la défense nationale.*

Pour montrer combien en Belgique, par exemple, la liberté d'écrire est largement octroyée aux officiers de tous corps et de tous rangs, nous citerons le fait suivant : A la suite de la publication, par le général B..., d'un ouvrage dont le but était de provoquer la construction de fortifications dans la vallée de la Meuse, la question fut portée devant le parlement belge. Un député ayant demandé au ministre de la guerre si les officiers pouvaient écrire ce qu'ils veulent, le ministre répondit : « Autrefois, les officiers étaient tenus de soumettre au « ministre de la guerre les écrits qu'ils désiraient publier; ce système « a été abandonné comme étant défectueux. Les officiers comme les « bourgeois *peuvent écrire ce qu'ils veulent.* Seulement, lorsque « ces officiers attaquent le Gouvernement, les pouvoirs publics, ils « sont punissables et, dans la circonstance présente, le général B... « a été *blâmé.* »

En Hollande, d'après ce que nous écrit notre correspondant, les vétérinaires militaires « peuvent traiter des questions scientifiques, « professionnelles et même écrire dans les journaux politiques tout ce « qui leur plaît. »

Nous savions déjà par les *Rapports militaires* de M. Stoffel — 1866-1870 — qu'en Allemagne, la liberté la plus grande est accordée aux officiers pour exprimer leur opinion sur les questions militaires. En Prusse même, « on autorise tout officier à écrire *sur quelque* « *sujet que ce soit* et à publier des livres propres à répandre l'ins- « truction dans l'armée »; et jusqu'ici on n'a pas eu trop à se plaindre de cette manière de faire.

Il est presque inutile de dire qu'en Angleterre, ce pays de la liberté par excellence, les vétérinaires militaires peuvent écrire dans les journaux professionnels, scientifiques, médicaux, agricoles, etc., sans autorisation préalable. Ils sont plutôt encouragés même, que découragés dans cette voie.

Les autres documents que nous avons reçus, relativement à cette question, étant tous conçus dans le même sens ou à peu près, il nous paraît inutile de les reproduire.

En France, hélas ! bien que le mot de *liberté* soit inscrit sur tous nos monuments publics, nous n'en sommes pas encore là. Le premier paragraphe de l'article du règlement que nous avons rappelé est déjà beaucoup moins libéral que ce que nous avons vu jusqu'ici ; en outre, il a le grave inconvénient d'être très équivoque. Il n'y a pas de démarcation entre ce que le règlement permet et ce qu'il défend. Il est impossible, d'après le texte, de définir les limites de « l'art de guérir. » C'est un peu comme dans la *loi divine :* on ne sait pas au juste où finit le « véniel » et où commence le « mortel. »

Le deuxième paragraphe de cet article, — inspiré d'une note ministérielle du 30 juillet 1844, — est moins libéral encore que le précédent, puisqu'il rend obligatoire l'estampille officielle pour tous les travaux dont les éléments ont été recueillis dans le service régimentaire.

Quant au troisième paragraphe de l'article 45, il est en quelque sorte la négation du premier. Celui-ci autorisait, dans une certaine mesure, les vétérinaires à publier des travaux scientifiques. L'autre est là pour les en empêcher. Constatons que ceux qui ont rédigé cette disposition du règlement ont très mal interprété l'ordre général du ministre de la guerre, du 24 octobre 1871, dont ils ont cru s'inspirer. Cet ordre n'avait en effet, nullement pour objet d'empêcher « ceux qui font partie de l'armée » de publier des travaux scientifiques ou techniques, mais de mettre fin aux attaques qui, à ce moment, étaient dirigées contre le Gouvernement par des membres de l'armée.

Somme toute, ce qui ressort de plus clair de l'article 45 du règlement sur le service vétérinaire de l'armée, c'est qu'il est permis aux vétérinaires militaires d'*écrire*, mais qu'il leur est défendu de *penser !*

Voilà où nous en sommes en 1882 ! Voilà où nous en sommes lorsque tout autour de nous la liberté la plus large est octroyée aux écrivains militaires ! !

Oh ! J.-B. Rodet, oh ! F. Vogeli, eussiez-vous cru que, cinquante ans après vos énergiques revendications professionnelles, un vétérinaire militaire français ne pourrait écrire ce qu'il pense être la vérité, ce qu'il pense être utile à sa profession, à l'armée et à son pays, sans encourir une punition, et sans s'exposer à compromettre son avenir !

Imp. Schneider frères, quai de l'Hôpital, 12

www.ingramcontent.com/pod-product-compliance
Lightning Source LLC
LaVergne TN
LVHW012203170726
843503LV00009B/4358

9 782329 430089